BEI GRIN MACHT SICH IHR WISSEN BEZAHLT

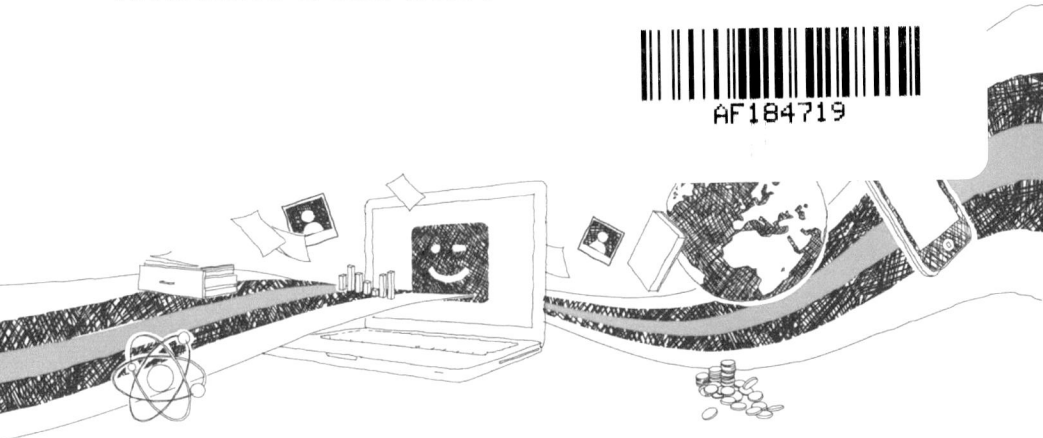

- Wir veröffentlichen Ihre Hausarbeit, Bachelor- und Masterarbeit

- Ihr eigenes eBook und Buch - weltweit in allen wichtigen Shops

- Verdienen Sie an jedem Verkauf

Jetzt bei www.GRIN.com hochladen und kostenlos publizieren

Bibliografische Information der Deutschen Nationalbibliothek:

Die Deutsche Bibliothek verzeichnet diese Publikation in der Deutschen Nationalbibliografie; detaillierte bibliografische Daten sind im Internet über http://dnb.d-nb.de/ abrufbar.

Dieses Werk sowie alle darin enthaltenen einzelnen Beiträge und Abbildungen sind urheberrechtlich geschützt. Jede Verwertung, die nicht ausdrücklich vom Urheberrechtsschutz zugelassen ist, bedarf der vorherigen Zustimmung des Verlages. Das gilt insbesondere für Vervielfältigungen, Bearbeitungen, Übersetzungen, Mikroverfilmungen, Auswertungen durch Datenbanken und für die Einspeicherung und Verarbeitung in elektronische Systeme. Alle Rechte, auch die des auszugsweisen Nachdrucks, der fotomechanischen Wiedergabe (einschließlich Mikrokopie) sowie der Auswertung durch Datenbanken oder ähnliche Einrichtungen, vorbehalten.

Impressum:

Copyright © 2017 GRIN Verlag
Druck und Bindung: Books on Demand GmbH, Norderstedt Germany
ISBN: 9783668702356

Dieses Buch bei GRIN:

https://www.grin.com/document/425438

Astrid Kaßner

Burnout in der Jugend. Ein qualitativer Pretest mit einem Jugendlichen zur Fragestellung "Was ist für dich Burnout?"

GRIN Verlag

GRIN - Your knowledge has value

Der GRIN Verlag publiziert seit 1998 wissenschaftliche Arbeiten von Studenten, Hochschullehrern und anderen Akademikern als eBook und gedrucktes Buch. Die Verlagswebsite www.grin.com ist die ideale Plattform zur Veröffentlichung von Hausarbeiten, Abschlussarbeiten, wissenschaftlichen Aufsätzen, Dissertationen und Fachbüchern.

Besuchen Sie uns im Internet:

http://www.grin.com/

http://www.facebook.com/grincom

http://www.twitter.com/grin_com

Inhaltsverzeichnis

1 Einleitung 2
2 Theoretische Vorannahmen und Untersuchungsgegenstand 4
2.1 Jugend 4
2.2 Burnout – ein Mainstream? 4
2.3 Burnout – die Betrachtung eines Begriffes 6
2.4 Burnout – ein Konstrukt 8
2.5 Burnout – ganz einfach? 10
3 Annäherung an das Forschungsfeld 11
3.1 Forschungsfragen 11
3.2 Methodisches Vorgehen 12
3.3 Sampling 13
3.4 Setting und Rekrutierung 13
3.5 Das Gespräch 13
3.5.1 Bearbeitung des Gespräches 14
3.5.2 Verdichtung des Gespräches 14
4 Zusammenfassung des Gespräches 16
4.1 Thomas Aussagen zu Burnout 16
4.2 Thomas Aussagen zu den Einflüssen 17
4.3 Thomas Aussagen zur Leistungsgesellschaft 18
4.4 Thomas Aussagen zu den Medien und dem Einfluss der Medien ... 18
4.5 Thomas Aussagen zur Selbstüberforderung 18
5 Fragestellungszentrierte personengebundene Aussagen: Was wurde von Thomas über Burnout in der Jugend erfahren? 19
5.1 Gibt es Zusammenhänge von Burnout, Leistungsgesellschaft und Medien? 20
5.2 Welche Einflüsse wirken auf den Jugendlichen und begünstigen damit möglicherweise die Entstehung von Burnout? 20
5.3 Ist Burnout Mainstream und wenn ja, wie wirkt der Mainstream auf den Jugendlichen? 22
5.4 Welche Bedeutung haben die Ergebnisse für das Pflegemanagement? . 22
6 Diskussion und Fazit 23
6.1 Burnout und die Folgen 24
6.2 Burnout und die Medien 27
6.3 Burnout und die Gesellschaft 27
7 Forschungsausblick 28
8 Quellenverzeichnis 30

1 Einleitung

„Burnout ist keine Krankheit […]." (Jaggi 2008: 6).

„Burnout gibt es offiziell nicht. Kein akademischer Arzt oder Psychologe dürfte Burnout als Behandlungsdiagnose stellen." (Hillert, Marwitz: 2006: 164)

Als sich die Autorin während des Grundstudiums im Rahmen einer Hausarbeit zum Themenkomplex der Gesundheitssituation von Kindern und Jugendlichen mit dem Thema „Burnout schon bei Kindern und Jugendlichen?" auseinander setzte, war der Grundstein für das wissenschaftliche Interesse an diesem Thema gelegt. Zu dieser Zeit befasste sich die Autorin ausschließlich mit der Literaturrecherche. Dabei stieß sie ziemlich schnell an ihre Grenzen. Die Autorin konnte in der Recherche einige Studien zu den Themen Stress und Druck bei Kindern und Jugendlichen finden. Doch direkt zum Thema „Burnout" fanden sie ausschließlich, und dazu in hoher Anzahl, wissenschaftliche Arbeiten zum Beispiel über ‚Burnout bei Lehrern'. Es schien demnach fast so, als ob Burnout ein Thema ausschließlich unter den Erwachsenen sei. Zudem begegneten der Autorin in verschiedenen Vorgesprächen eher zynische Fragen wie: „Ausgebrannte Kinder oder Jugendliche? Von was denn? Die haben doch noch ihr Leben vor sich."

Daraus erwuchs immer mehr der Wunsch, sich dem Phänomen „Burnout in der Jugend?" wissenschaftlich verwertbar zu nähern.

Zunächst begab sich die Autorin auf die Suche nach Jugendlichen, die an Burnout „erkrankt" sind. Zum einen fanden sich keine Jugendlichen mit der Erkrankung und zum anderen wurden manche Wege zu Jugendlichen in stationären Einrichtungen verwehrt. Dennoch wollte die Autorin nicht aufgeben und hielt an dem Thema fest.

In der Vorbereitungsphase dieser Arbeit befragte die Autorin einige Jugendliche über deren Gedanken zu Burnout und bekam interessante Antworten. Aus deren Sicht gibt es Burnout bei Jugendlichen schon seit längerer Zeit. Der Stress in der Schule wäre enorm und der Druck steige von Jahr zu Jahr. Ein junger Erwachsener berichtete, dass er mehrfach während des Abiturjahres Kopfschmerzen hatte, besonders vor den Semester-Klausuren. Hinzu kämen die Erwartungen und der Druck seiner Eltern, schlussendlich einen guten Numerus clausus (NC) erreichen zu müssen. Stand dieser Jugendliche vor dem Burnout oder war er mittendrin? Gerade diese Aussagen führten dazu, eine empirische Befragung zum Thema Burnout aus Sicht der Jugendlichen durchführen zu wollen.

Während der Literaturrecherche stieß die Autorin auf die Frage von Hillert und Marwitz, wo ihrer Meinung nach die Burnout-Forschung anfängt sowie ihrer Antwort darauf: „Selbstverständlich bei Menschen, die ausgebrannt sind!" (Hiller, Marwitz 2006: 70) Dieser Aussage wird in der Arbeit nicht gefolgt. Es wird davon ausgegangen, dass die Burnout-Forschung früher beginnt: Bei Jugendlichen, die davon bedroht sind, auszubrennen.

Durch den fehlenden Feldzugang sollte die Studie nicht gefährdet werden. Zudem stellt sich die Frage, welche gesellschaftliche Bedeutung Burnout in der Jugend hat und was es für das Pflegemanagement bedeuten würde, wenn immer mehr Jugendliche an Burnout „erkranken" und damit auch stationär behandelt werden müssten. Wäre es möglich, durch die Anerkennung des Burnouts als Krankheit, noch bevor eine Depression einsetzt, erfolgreich tätig werden zu können?

Die vorliegende Arbeit möchte dazu beigetragen, mögliche Anzeichen von Burnout in der Jugend zu erkennen. Während der stationären Aufnahme eines Jugendlichen in der Kinder- und Jugendpsychiatrie zeigen sich im Rahmen der Pflegeanamnese möglicherweise Symptome wie Kopfschmerzen, Übelkeit oder Erbrechen, die man gerade im Jugendalter eher einem missbräuchlichen Alkohol- oder Drogenkonsum zuschreiben würde und nicht einer Überforderung. Die Pflegeberufe, die ganz nah am Patienten sind, könnten durch die Ergebnisse dieser Studie dafür sensibilisiert werden, den Jugendlichen im Kontext seiner Umwelt sowie der gesellschaftlichen Zusammenhänge zu sehen.

Ziel dieser Arbeit ist es, die Ergebnisse pflegewissenschaftlich zu bewerten.

Zu Beginn werden allgemein theoretische Fragestellungen erörtert und der Begriff Burnout aus verschiedenen Blickwinkeln dargestellt. Im Anschluss erfolgen die methodische Vorstellung sowie die Darstellung des Feldzuganges. Daran schließen sich die Darstellung des Verfahrens und die Zusammenfassung des Gespräches an. Die Arbeit endet mit Diskussion und Fazit sowie dem Forschungsausblick.

2 Theoretische Vorannahmen und Untersuchungsgegenstand

2.1 Jugend

In den Shell Jugendstudien betrachten die Autoren um das Team von Hurrelmann das Jugendalter in der Zeit von 12 bis 24 Jahren (vgl. Kerstan 2015). Diese Sichtweise erfolgt hier analog.

2.2 Burnout – ein Mainstream?

Wie in dem Positionspapier der Deutschen Gesellschaft für Psychiatrie, Psychotherapie und Nervenheilkunde (DGPPN) zum Thema Burnout zu entnehmen ist, wird das Thema Burnout in der Öffentlichkeit mit einer hohen Dynamik diskutiert (vgl. Maier et al. 2012: 1). Die Recherche von „Burnout" mittels Suchmaschine des Internetbrowsers ergab am 11.12.2016: etwa 44.900.000 Ergebnisse. Am 09.04.2017 ergab die gleiche Suche etwa 49.300.000 Ergebnisse. Mit diesen Zahlen wird einmal mehr deutlich, wie präsent das Thema in der Öffentlichkeit ist. Lassen sich jedoch die Jugendlichen von dem Mainstream beeinflussen? Ist Burnout für Jugendliche Mainstream?

Was bedeutet Mainstream?
Zunächst bedeutet Mainstream, wenn das Wort aus dem Englischen übersetzt wird: Hauptströmung, Hauptrichtung oder auch Mehrheitsmeinung (vgl. O.V. 2017: dictionary.de).

Der Kolumnist Martenstein schreibt dazu in einem Essay über „Der Sog der Masse" (vgl. Martenstein 2011), dass das Gute am Mainstream, dem „…Geist der Mehrheit…" ist, sich einfach vom Strom treiben lassen zu können. Im weiteren Verlauf des Essays fragt er sich, was zum Mainstream wird, wer das bestimmt und ob sich der Mainstream selbst erschafft und liefert zeitgleich die Antworten auf diese Fragen. Er stellt dar, dass der Mainstream sicher macht, weil der Einzelne ungern mit seiner Meinung allein dastehen möchte. Die Antwort auf die Frage, was zum Mainstream wird, beantwortet er mit Le Bon und den darin enthaltenen Antworten seines Bestsellers „Psychologie der Massen". Ohne hier näher auf die Inhalte eingehen zu wollen, da dies im Rahmen dieser Arbeit zu weit führen würde, stellt Martenstein weiter dar, dass die Masse das Grundprinzip der Demokratie ist. „Die Mehrheit bestimmt, wer regiert. Die Mehrheit bestimmt, was produziert wird." (Martenstein 2011) Reynolds hat mittels Computersimulation herausgefunden,

dass Individuen, aus denen ein Schwarm – also der Mainstream – entsteht, drei Verhaltensregeln folgen:
„Erstens: Bewege dich als Mitglied des Schwarms immer in Richtung des Schwarmmittelpunkts. Auf diese Weise wird verhindert, dass der Schwarm auseinanderfließt.
Zweitens: Bewege dich weg, sobald dir jemand zu nahe kommt, vermeide Zusammenstöße.
Drittens: Bewege dich in dieselbe Richtung wie deine Nachbarn." (Martenstein 2011)

Und was ist Mainstream für die Jugendlichen?
Die Süddeutsche Zeitung hat vier Jugendliche befragt, die mitunter sehr differenziert geantwortet haben. Einig sind sich alle: Ist man Mainstream, folgt man der Masse. Leonie, 16 Jahre alt, teilte mit, dass es ihrer Meinung nach zwei Gruppen von Jugendlichen gibt: „einmal Mainstream und einmal Anti-Mainstream." (O.V. 2016: süddeutsche.de).

Weitere Informationen dazu liefert die Sinus-Studie 2016, eine qualitative Erhebung von ausgewählten Jugendlichen zwischen 14 und 17 Jahren. Sie trifft zwei zentrale Aussagen der Jugendlichen:
Erstens: Das Wort Mainstream ist für die Jugendlichen heute kein Schimpfwort mehr, ihnen ist es eher wichtig, Teil der Mehrheit zu sein.
Zweitens: „Jugendliche ‚gehen' nicht online, sie sind es – immer. Das Internet ist eine Selbstverständlichkeit für sie, das Sinus-Institut spricht von ‚digitaler Sättigung'." (Vorsamer 2016). Als allgemeine Schlussfolgerung benennt die Studie: „Alle wollen Mainstream sein." (Vorsamer 2016).

Und ist Burnout Mainstream?
Im Jahr 2015 erschien das Buch von Schulte-Markwort „Burnout-Kids". In diesem Buch weist er „Burnout" Kindern und Jugendlichen zu. Er stellte in seinem 27-jährigen Berufsleben in der Ambulanz des Universitätsklinikums Hamburg-Eppendorf fest, dass ihm immer mehr, zunächst Mädchen, mit den Kategorien einer Diagnose „Burnout" begegneten. Durch seine „…Expedition in ein Phänomen…" (Schulte-Markwort 2015: 14) sowie den Blick auf die gesamte Gesellschaft und deren Zusammenhänge wurde ihm „…klar, dass sich tatsächlich ein Krankheitsbild aus der Erwachsenenwelt zu den Kindern verschiebt." (Schulte-Markwort 2015: 14). Im Verlauf seines Buches macht er deutlich, dass die Ursachen von Burnout viel-

fältiger Natur sind. Zum einen nennt er die durch die deutsche Geschichte entstandenen Dynamiken in Familien und zum zweiten die modernen Ursachen der ökonomischen Welt (vgl. Schulte-Markwort 2015: 261f).

Die Bepanthen Kinderförderung hat zusammen mit der Universität Bielefeld eine Studie zum Thema „Burn-Out im Kinderzimmer: Wie gestresst sind Kinder und Jugendliche in Deutschland?" durchgeführt, die „Stress-Studie 2015" (vgl. Ziegler 2015). In dieser Studie wird dargestellt, dass jedes sechste Kind und jeder fünfte Jugendliche deutliche Stresssymptome aufweist. Ziegler zeigt als Ursache den wenigen Freiraum der Kinder durch die hohen Erwartungen ihrer Eltern auf. Als Fazit der Studie nennt er, dass die Erwartungen der Eltern weiter zunehmen werden. In der Kindheit kommt es darauf an, „…verwertbares ‚Humankapital' aufzubauen…" (Ziegler 2015: 6) und stellt am Ende dar: „Ob man der nachwachsenden Generation damit einen Gefallen tut, erscheint zumindest fraglich. Möglicherweise ist ‚Stress' eine zentrale Problemlage des Aufwachsens im 21. Jahrhundert." (Ziegler 2015: 6).

Diese hier kurz vorgestellten Auszüge aus aktuellen Publikationen zum Thema Burnout bei Jugendlichen belegen, dass Burnout weiterhin ein Thema in den Medien ist. Vorrangig auf populärwissenschaftlicher Basis, denn den Aussagen von Schulte-Markwort fehlen die wissenschaftlichen Belege und die Studie der Bepanthen Kinderförderung bezieht sich weniger auf Burnout, sondern vielmehr auf Stress.

Nach Han ist das Burnout-Syndrom eher ein Symptom unserer (Leistungs-)[1] Gesellschaft. Diese Sichtweise wird im nächsten Kapitel vorgestellt.

2.3 Burnout – die Betrachtung eines Begriffes

Hillert und Marwitz haben sich in ihrem Buch[2] sehr intensiv und eingehend mit dem Burnout-Phänomen beschäftigt. Nach ihrer Ansicht hat jeder Einzelne eine eigene Vorstellung des Begriffes. Sie sind der Meinung, dass es sich bei der eigenen Vorstellung um ein kraftvolles inneres Bild mit einem emotionalen Charakter handelt. Entsprechend groß, betonen sie, sind die damit verbundene Außenwirkung und das Interesse der Öffentlichkeit. Versucht man sich diesem inneren, eigenen Bild wissenschaftlich zu nähern, wird nach deren Aussage deutlich, dass die eigenen

---

[1] Anm. d. Verf.
[2] Die Burnout Epidemie oder Brennt die Leistungsgesellschaft aus?

Bilder mit der psychologischen Ebene nur bedingt kompatibel sind. Besonders dadurch, weil es sich beim Verbrennen um einen in eine Richtung verlaufenden Prozess handelt, denn verbrennen ist nicht reversibel. Weiter stellen sie dar, dass die Grundlage jeder Wissenschaft die klare und konkrete Definition der jeweiligen Begriffe ist. Der Begriff Burnout erweist sich diesem Anspruch gegenüber als sperrig. Burnout lässt sich „…weder auf einen dezidierten Bedeutungsgehalt und eine terminologische Wurzel zurückführen…" noch „…ohne weiteres durch scharfe Definitionen zum wissenschaftlichen Terminus…" (Hillert, Marwitz 2006: 33) kultivieren (vgl. Hillert, Marwitz 2006: 32 ff.).

Aus diesem Grund lohnt sich ein Blick in die Entstehungsgeschichte des Begriffes. Der Psychoanalytiker Freudenberger, als sogenannter Vater des Burnouts, sah sich selbst in der Burnout-Falle. Er befand sich durch seine Arbeitssituation „… in einem Zustand totaler psychischer und physischer Erschöpfung." (Jaggi 2008: 1). Somit entstand das Burnout-Syndrom nicht als Ergebnis eines Forschungsresultates, sondern durch Selbsterkenntnis. Gleichzeitig ging er davon aus, dass es sich nicht um eine Erkrankung mit zuteilbaren diagnostischen Kriterien handelt und schrieb in seinem Autonomiepostulat 1974: „…Burnout hat keine pathologische Qualität mit Stigmatisierungspotenzial." (Jaggi 2008: 1) Burnout ist weder eine Neurose, noch eine andere psychiatrische Diagnose (vgl. Jaggi 2008: 1). Damit bekam Burnout ein Alleinstellungsmerkmal. Andere beeinflussende Faktoren wie Stress, Emotionalität oder Depression wurden zwar mit einbezogen, fanden jedoch keine weitere Erwähnung (vgl. Jaggi 2008: 6).

Der Kulturwissenschaftler und Philosoph Han wirft einen viel tieferen Blick in unsere Gesellschaft und beschreibt in seinem Buch „Müdigkeitsgesellschaft", dass das 21. Jahrhundert durch neuronale Erkrankungen bestimmt wird. Er nennt diese Erkrankungen[3] Infarkte, die „…durch ein Übermaß an *Positivität* bedingt sind." (Han 2015: 7, kursiv aus dem Original übernommen). Er schreibt, dass jedes Zeitalter seine eigenen Leitkrankheiten hat und wir das bakterielle Zeitalter (durch Erfindung der Antibiotika) und das virale Zeitalter (durch immunologische Technik) hinter uns gelassen haben (vgl. Han 2015: 7).

Wir leben im Zeitalter der „…Überproduktion, Überleistung oder Überkommunikation…" (Han 2015: 14) und durch dieses Übermaß stellen sich Er-

---

[3] Aufmerksamkeitsdefizit-Hyperaktivitätssyndrom (ADHS), Borderline-Persönlichkeitsstörung (BPS) oder Burnout-Syndrom (BS)

schöpfung und Ermüdung ein. Er nennt diese Symptome „*digestiv neuronale Abreaktion* und *Ablehnung*" (Han 2015: 14, kursiv aus dem Original übernommen). Grund für diese „neuronale Gewalt" ist eine systemische Gewalt – eine Gewalt durch das (Gesellschafts-)[4]System – und zwar deshalb, weil sie auf ein Übermaß an Positivität hinweist. Positivität heißt dabei, Initiative und Motivation zu zeigen. Der Leitsatz „*Yes, we can*" (Han 2015: 20, im Original kursiv) zeigt dabei den Charakter der Leistungsgesellschaft und veranschaulicht die Gesellschaft, in der wir leben. Die Gesellschaft besteht aus Banken, Fitnessstudios, Shopping Malls und Bürotürmen. Die Bewohner der Gesellschaft, die Han „Leistungssubjekte" (Han 2015: 19) nennt, sind die „…Unternehmer ihrer selbst…" (Han 2015: 19). Und „…der *Leistungsdruck* verursacht die Erschöpfungsdepression. So gesehen bringt das Burnout-Syndrom nicht das erschöpfte *Selbst*, sondern die erschöpfte ausgebrannte Seele zum Ausdruck." (Han 2015: 2, kursiv aus dem Original übernommen).

Der depressive Mensch ist nach Han Täter und Opfer zugleich, da er „…sich selbst ausbeutet, und zwar freiwillig, ohne Fremdzwänge." (Han 2015: 23). „So überlässt sich das Leistungssubjekt der *zwingenden Freiheit* oder dem *freien Zwang* zur Maximierung der Leistung. Der Exzess der Arbeit und Leistung verschärft sich zu einer Selbstausbeutung. Diese ist effizienter als die Fremdausbeutung, denn sie geht mit dem Gefühl der Freiheit einher. Der Ausbeutende ist gleichzeitig der Ausgebeutete. Täter und Opfer sind nicht mehr unterscheidbar. Diese Selbstbezüglichkeit erzeugt eine paradoxe Freiheit, die aufgrund der ihr innewohnenden Zwangsstrukturen in Gewalt umschlägt. Die psychischen Erkrankungen der Leistungsgesellschaft sind gerade die pathologischen Manifestationen dieser paradoxen Freiheit." (Han 2015: 24 f., kursiv aus dem Original übernommen)

2.4 Burnout – ein Konstrukt

Christina Maslach und Susan E. Jackson, die Anfang der 1980er bis in die 1990er Jahre in der Burnout-Forschung durch das MBI[5] erste Forschungsergebnisse erzielten, fragten sich zu Beginn ihrer Forschung, „…welche kognitiven Mechanismen Individuen einsetzen, um intensive emotionale Zustände zu bewältigen, denen sie im Rahmen ihrer Berufstätigkeit täglich ausgesetzt sind." (Hillert, Marwitz 2006: 101). Sobald diese Mechanismen versagen, stellt sich nach Maslach das Burnout ein. Im weiteren Verlauf wurde das MBI jedoch nicht nur als

---

[4] Anm. d. Verf.
[5] MBI = Maslach Burnout Inventory

Forschungsinstrument auf dieses begrenzte Thema angewendet. In der nachfolgenden Zeit der Entwicklung wurden zudem die Items verändert. Das Item „Involviertheit" wurde in der zweiten Version von Maslach und Jackson entfernt, welches dann in der deutschen Übersetzung von Enzmann und Kleiber wieder eingefügt wurde (vgl. Hillert, Marwitz 2006: 101 ff.).

Maslach und Jackson entwickelten ursprünglich das MBI zur Messung von Burnout bei Personen aus den Helfenden- und Sozialberufen. Hillert und Marwitz betonen zwar, dass das MBI ein wissenschaftlich anspruchsvolles Instrument darstellt und die mehrdimensionale Erfassung von Burnout erlaubt. Kritisch zu erwähnen ist jedoch, dass – bis heute – die Items je nach Einsatz bei den jeweiligen Berufsgruppen umformuliert werden und dass die jeweiligen Forscher davon ausgehen, dass diese Umformulierungen keinen Einfluss auf die Testergebnisse haben (vgl. Hillert, Marwitz 2006: 2014 f.).

Bei der Normierung unterteilten Maslach und Jackson die Normstichprobe in drei gleich große Gruppen und teilten dann diesen Gruppen ein hohes, mittleres oder niedriges Burnout-Erleben zu. Diese Zuteilung erfolgte nicht nach klinisch überprüfbaren Kriterien wie beispielsweise Fehltagen. Hillert und Marwitz schreiben dazu: „Daraus folgt der etwas merkwürdig anmutende Umstand, dass jeder, der das MBI bearbeitet, per definitionem unter Burnout leidet! Unterschiede ergeben sich allein im Ausprägungsgrad, sind demnach (nur) quantitativer und nicht qualitativer Natur." (Hillert, Marwitz 2006: 105 f.)

Unter der hier sehr verkürzt dargestellten Erhebung von Burnout durch das MBI stellen Hillert und Marwitz dar, dass die Burnout-Forschung in zwei Welten stattfindet – der Empirie (auf der Beobachtungsebene) sowie der Theorie (einem hypothetischen Konstrukt).

„In der idealen Welt der Konstrukte stellen sich die Zusammenhänge zwischen Burnout und anderen Konstrukten wie folgt dar:

Burnout wird durch (emotionalen) Stress, der nicht (mehr) bewältigt werden kann, ausgelöst."[6]

(Hillert, Marwitz 2006: 124)

---

[6] Herv. d. Verf.

Dabei wird das Konstrukt Burnout noch von anderen Konstrukten begleitet bzw. finden Überschneidungen statt. Diese sind:

- Emotionalität / Neurotizismus,
- Arbeitszufriedenheit und
- Depression.

Da das MBI Mängel aufweist, kommt es in der Beobachtung (der Empirie)[7] zu Überschneidungen mit den o.g. anderen Konstrukten. Schlussfolgernd ist Burnout dann nicht mehr erfassbar, da das MBI die anderen Konstrukte mit betrachtet und der Fokus auf das eigentliche Bild von Burnout verloren geht. Hinzu kommt die oben erwähnte atheoretische Verwendung des MBI durch die Veränderung der Items. Eine theoretische Modifikation blieb in der Burnout-Forschung aus, das Konstrukt blieb unverändert. Bis heute (vgl. Hillert, Marwitz 2006: 124 ff.).

2.5 Burnout – ganz einfach?

Was bedeuten diese Thesen für die Praxis?
Die Forscherwelt scheint sich einig – Stress gilt als *der*[8] Auslöser von Burnout (vgl. Schulte-Markwort 2015: 113, Hillert, Marwitz 2006: 124, Jaggi 2008: 7; Ziegler 2015: 6).
Durch die fehlende Bewältigung des Stresses senkt sich die Belastbarkeit, was wiederum die Anfälligkeit für Stress erhöht. Aus diesem Zustand heraus bildet sich das Burnout (vgl. Jaggi 2008: 7).

Und aus der Sicht des Betroffenen?
Für den Betroffenen ist Burnout keine psychische Erkrankung, jedoch wie eine Krankheit zu verstehen, an der er keine Schuld trägt. Er möchte das positive Selbstbild behalten und verweigert die Stigmatisierung, an einer psychischen Krankheit erkrankt zu sein (vgl. Jaggi 2008: 11).

Und warum ist es für den Betroffenen wichtig, als Erkrankter zu gelten?
Nach Hillert und Marwitz ist es für die Burnout-Betroffenen wichtig, als Kranke zu gelten, da sie sich in der Rolle des Erkrankten im sozialen Gesundheitssystem ausruhen und genesen dürfen. Bleibt der Erkrankte dauerhaft krank, ist er finanziell abgesichert. In der letzten Konsequenz als Rentenzahlung (vgl. Hillert, Marwitz 2006: 175).

---

[7] Anm. d. Verf.
[8] Herv. d. Verf.

Sind diese Antworten von Hillert und Marwitz auf die letzte Frage wirklich so einfach? Geht es einzig um wirtschaftliche Faktoren?

3 Annäherung an das Forschungsfeld

3.1 Forschungsfragen

Die Leistungsgesellschaft bedinge nach der Meinung von Han Krankheiten wie Burnout und Depression. Im 21. Jahrhundert herrsche das Diktat der Leistung, was den Einzelnen zu höherer Effizienz führe. Jeder sei für seinen (beruflichen)[9] Erfolg selbst verantwortlich, egal wo seine Herkunft liegt. Der eigene Erfolg könne durch die eigene Leistung maximiert werden und weist den Weg zu scheinbar unbegrenzten Aufstiegschancen. Dieser Weg führe, so Han, in die Selbstausbeutung und erschwere das Erkennen der Selbstüberforderung (vgl. Maier et al. 2012: 9 f).

Nach diesen theoretischen Vorannahmen stellt sich die Frage, wo sich die Zusammenhänge zwischen Burnout, Leistungsgesellschaft und Medien bei den Jugendlichen darstellen? Welche Einflüsse wirken auf den Jugendlichen und begünstigen damit möglicherweise die Entstehung von Burnout? Ist Burnout Mainstream? Und wenn ja, wie wirkt der Mainstream auf den Jugendlichen?

Aus diesen allgemeinen Fragestellungen heraus möchte die Arbeit herauszufinden, was für einen Jugendlichen Burnout ist und was er darunter versteht. In dieser Forschungsfrage geht es also zurück zu den Wurzeln von Burnout. Möglicherweise finden sich unter der Vorstellung des hier Befragten Verbindungen. Können diese Verbindungen in der Gesamtbetrachtung eine Klassifikationsbasis von Burnout zulassen? Im zweiten Schritt soll festgestellt werden, ob es Zusammenhänge der Aussagen des Jugendlichen zu den theoretischen Vorannahmen der Leistungsgesellschaft gibt. Im dritten Schritt soll dargestellt werden, ob es sich bei den Aussagen des Jugendlichen um die Darstellung eines Mainstream handelt. Am Schluss wird diskutiert, welche Bedeutung die Ergebnisse für das Pflegemanagement in der stationären Krankenversorgung haben.

Die Leitfrage im Interview: „Was ist für dich Burnout?"

---

[9] Anm. d. Verf.

3.2 Methodisches Vorgehen

Als Forschungsmethode wurde der qualitative Ansatz der gegenstandsbegründeten Theoriebildung nach Flick gewählt (vgl. Flick 2014: 124). Grund für diese Wahl war, dass hier gesellschaftliche Zusammenhänge dargestellt werden sollen. Bei der hier vorliegenden Forschungsfrage kann dies nur auf dem Weg der qualitativen Forschung beantwortet werden bzw. eine Annäherung an die hier untersuchten Zusammenhänge erfolgen (vgl. Flick 2014: 22 f.).

Die Methode setzt sich mit dem Feld auseinander und verdichtet die Komplexität „...durch Einbeziehung von Kontext." (Flick 2014: 124).

Als Forschungsinstrument wurde das Interview nach Langer als Persönliches Gespräch durchgeführt. Diese Methode möchte „Voneinander – Wissen – Schaffen" (Langer 2000: 16). Ziel dieser Arbeit ist, die individuelle Sicht des Jugendlichen, sein Erfahrungswissen, herauszufinden und zu nutzen (vgl. Langer 2000: 106).

Das Interview mit dem Jugendlichen wurde offen und ohne Leitfaden gehalten. Zur Leitfrage wurden schriftlich teilweise stichpunkthafte Fragen vorbereitet, die in dem Interview beantwortet werden sollten (vgl. Mayer 2011: 41). Wird die Leitfrage während des Gespräches nicht beantwortet, sollten diese begleitenden Fragen dazu dienen, nachzufragen oder auch bei längeren Pausen den Erzählfluss wieder in Gang zu bringen (vgl. Langer 2000: 50 f.).

Folgende Fragen bzw. Stichpunkte wurden notiert:
- Ist Schule Arbeit?
- Dauernde Erreichbarkeit?
- Erholungszeiten?
- Wie Regeneration?
- Leistungsgesellschaft?
- Was glaubst du, woher kommt Burnout?
- Was verbindest du mit Burnout?
- Was verbindest du damit nicht?
- Fühlst du dich gestresst?

3.3 Sampling

Das hier durchgeführte Instrument dient als Pretest für die anschließende Diplomarbeit. Dabei soll vorrangig untersucht werden, ob das Instrument inhaltlich und formal geeignet ist. Zudem soll mit diesem Verfahren untersucht werden, ob die Fragestellung von dem Jugendlichen verstanden wird. Gleichzeitig wird die Handhabbarkeit des Instrumentes überprüft (vgl. Mayer 2011: 17).

Aus diesem Grund wurde in diesem Pretest ausschließlich ein Jugendlicher interviewt. Zu Beginn des Forschungsvorhabens war durch die Offenheit des Ansatzes unklar, wie umfassend die Datensammlung erfolgt. Daher war es notwendig, den Zugang zum Feld stark einzugrenzen und ausschließlich die Daten und Aspekte zu erheben, die für die Beantwortung der Forschungsfrage zunächst als relevant erschienen (vgl. Flick 2014: 68).

3.4 Setting und Rekrutierung

Das Gespräch fand in der häuslichen Umgebung der Autorin statt. Die Rekrutierung erfolgte über das soziale Umfeld. Der Jugendliche sollte sich im Abiturjahrgang befinden. Er sollte das 18. Lebensjahr vollendet haben, damit eine Zustimmung der Erziehungsberechtigten entfallen kann. Für das Forschungsvorhaben wurde der Jugendliche hinsichtlich des Datenschutzes aufgeklärt. Er unterzeichnete eine schriftliche Einverständniserklärung. In dieser wurde die vertrauliche Behandlung der Daten zugesichert. Als Vorlage dafür diente das RatSWD Working Paper 238 des Rates für Sozial- und Wirtschaftsdaten, welches durch eigene Inhalte ergänzt wurde (vgl. Liebig et al. 2014: 19).[10]

3.5 Das Gespräch

Der Gesprächsbeginn wurde auflockernd gestaltet. Zunächst wurde das Forschungsvorhaben mit den Motiven und Zielen der Autorin kurz vorgestellt (Motiv des Interesses mit dem Ziel, eine wissenschaftliche Erhebung durchzuführen) sowie das Anliegen der Untersuchung (Pretest) erläutert. Im Anschluss erfolgte die Klärung der Formalien (Schutz der Privatsphäre und der Daten). Dem Jugendlichen wurde freigestellt, sich einen fiktiven Namen auszudenken. Dieses Angebot nahm er an und nannte sich „Thomas".

---

[10] Blankoformular unter Anlage 1

Bezüglich der Zeitgestaltung wurde mit dem Jugendlichen besprochen, dass das Interview etwa 30 Minuten andauern würde, er jedoch jederzeit das Interview als beendet erklären könnte (vgl. Langer 2000: 44 f.).

Das Interview wurde ohne den Gesprächsbeginn digital aufgezeichnet und dauerte ca. 45 Minuten.

Während des Gespräches wurden die begleitenden Fragen bzw. Stichpunkte benutzt.

Als das Gespräch beendet war, wurde dem Jugendlichen die Möglichkeit gegeben, das Gespräch ausklingen zu lassen. Er wurde dazu befragt, wie er das Gespräch erlebt und wie er sich während des Gespräches gefühlt habe (vgl. Langer 2000: 52). Eine Aufzeichnung dieser Aussagen erfolgte ebenfalls nicht. Zum Beginn und zum Ende des Gespräches ging es um die Reflexion des Forschungsvorhabens. Zudem wurden ethische Gesichtspunkte beachtet, die Achtung und der Schutz der Privatsphäre vom Interviewten, damit dieser frei sprechen konnte (vgl. Flick 2014: 68).

3.5.1 Bearbeitung des Gespräches

Das Interview[11] wurde von der durchführenden Autorin wörtlich transkribiert und sprachlich bereinigt, d.h. die Füllwörter wie „äh" wurden entfernt, um die Lesbarkeit der Abschrift zu gewährleisten. Die Halbsätze wurden belassen, um den Inhalt nicht zu verändern. Die Pausen wurden kenntlich gemacht, um darzustellen, wie der Jugendliche sowie die Durchführende in einigen Situationen des Interviews nach Gedanken und auch nach Worten rangen (vgl. Langer 2000: 57). Auf die Darstellung der Pausenlänge wurde verzichtet, da es in der Beantwortung der Forschungsfragen nicht auf die Pausenlänge ankam. In dem Transkript sollten nur die Merkmale des Gesprächsverhaltens transkribiert werden, die auch analysiert wurden (vgl. Flick et al. 2015: 444).

3.5.2 Verdichtung des Gespräches

Die Inhalte des Gespräches wurden zur Verdichtung anhand des Transkriptes nach Themen geordnet und die dazugehörigen Inhalte als Unterthemen zusammengestellt (vgl. Langer 2000: 61).

---

[11] Vollständiges Interview unter Anlage 2

Dies erfolgte in mehreren Schritten. Zunächst wurden die Abschnitte des Gespräches abschnittsweise gelesen und mit wenigen Worten zusammengefasst. Diese Anmerkungen wurden am Rand des Abschnittes notiert. Besonders treffende Aussagen wurden im Text markiert.[12]
Im zweiten Schritt wurden Karteikarten gefertigt, auf denen die einzelnen Stichpunkte notiert wurden. Diese Stichpunkte wurden dann, als Unterthemen, thematisch geordnet und neu zusammengestellt (vgl. Langer 2000: 58 f.).

Aus diesen Schritten entstand das Verdichtungsprotokoll.[13] Ziel des Verdichtungsprotokolls ist, das Gespräch zu konzentrieren und nach Themen zu ordnen. Das Verdichtungsprotokoll beginnt mit der Vorstellung des Jugendlichen. Die Gesprächsinhalte sind nach Themen geordnet. Darin geben die jeweiligen Bereichsüberschriften Informationen über das Hauptthema. Die einzelnen Stichpunkte stellen die Unterthemen dar und wurden mit der Unterthemenüberschrift im Verdichtungsprotokoll gekennzeichnet. Unter diesen finden sich die wörtlichen Zitate des Jugendlichen, die kursiv gesetzt und eingerückt dargestellt werden. Für die bessere Lesbarkeit wurden die teilweise fehlenden und damit möglicherweise sinnentfremdenden Wörter von der Autorin ergänzt (dargestellt in Klammer)[14] (vgl. Langer 2000: 58 ff.).

Das Verdichtungsprotokoll wurde dem Jugendlichen zum Gegenlesen gegeben, um die Aussagen vom Jugendlichen autorisieren zu lassen. Damit sollte die Gültigkeit der Aussagen sichergestellt werden. Zudem erhielt der Jugendliche die Möglichkeit zu prüfen, ob er sich in der Darstellung entsprechend geschützt fühlt. Der Veröffentlichung des Verdichtungsprotokolls stimmte er zu (vgl. Langer 2000: 71).

In den letzten beiden Schritten wurden die Gesprächsinhalte als personengebundene Aussagen zusammengefasst. Mit diesen gesamten Schritten wurde der Text mehr und mehr verdichtet. Erst durch die Verdichtung war es möglich, die Aussagen von Thomas mit den Forschungsfragen in Bezug zu setzen, aus der eine personengebundene Aussagenform – Was wurde von Thomas über Burnout in der Jugend erfahren? – entstand. Mit dieser personengebundenen Aussagenform steht Thomas mit seinen Aussagen als Person im Mittelpunkt der Wirklichkeit. Die Gültigkeit dieser Aussagen beschränkt sich daher auf die

---

[12] Transkript des Gespräches mit zusammenfassenden Stichpunktaussagen und Markierungen als Anlage 3
[13] Vollständiges Verdichtungsprotokoll unter Anlage 4
[14] Anm. d. Verf.

Gültigkeit, die Thomas in Bezug auf die Fragestellungen gemacht hat. Die Forschungsfragen werden – als personengebundene Aussagenform – schlussfolgernd allein aus der Perspektive von Thomas beantwortet (vgl. Langer 2000: 63 f.).

4 Zusammenfassung des Gespräches

In diesem Abschnitt werden die Gesprächsinhalte personenzentriert zusammengefasst dargestellt. Die Informationen des Gespräches werden geordnet sowie kurz und prägnant wiedergegeben. Die Gesamtzusammenfassung bildet den Abschluss des Gespräches (vgl. Langer 2000: 62 f.).

4.1 Thomas Aussagen zu Burnout

Thomas sagt über sein eigenes Burnout-Erleben, dass er sich ausgebrannt gefühlt hat:
- Er hat sich total ausgelaugt gefühlt.
- Er fühlte sich nutzlos und leer.
- Er hatte mentale Schmerzen.
- Er glaubte, schlecht und nutzlos zu sein.
- Er fand keine Ruhe für sich.
- Er hatte keine Lust mehr zum Fußball, obwohl dies seine „Herzensleidenschaft" war.
- Ihm fehlte der Spaß an den Dingen.
- Er fühlte sich wie in einem luftleeren Raum.

Den Begriff Burnout in einem Satz erklären kann er nicht:
- Für ihn ist der Begriff zu umfangreich und komplex.
- Er meint, dass jeder weiß, was Burnout ist.
- Er denkt, dass ganz gleich, wie komplex die Geschichte hinter dem Burnout und wie komplex die Entstehung ist, am Ende die gleichen Faktoren herauskommen.

Thomas hat sich selbst im Burnout erkannt:
- Er hat sich wie der Fußballprofi Ralf Rangnick gefühlt, der in den Medien über sein Burnout-Erleben berichtet hatte.
- Er hat sich mit seinem Vater verglichen, der keine Ruhezeiten habe.

4.2 Thomas Aussagen zu den Einflüssen

Thomas hat Erwartungsdruck erlebt:
- Er hat sich selbst unter einen hohen Erwartungsdruck gesetzt.
- Er hat Leistungsdruck von den Eltern erlebt, die gute Noten von ihm sehen wollten.
- Er wollte immer perfekter sein.
- Er hat sich in der Schule unter Druck gesetzt gefühlt. Von den Lehrern, die gute Noten erwartet haben und von den Mitschülern, die von ihm erwarteten, dass er gute Noten schreibt.
- Er hat den Druck auf sein Hobby übertragen, den Fußball.
- Er hat sich selbst unter Druck gesetzt, dass er Menschen von sich gleich überzeugen wollte, wenn er neue Menschen kennengelernt hat.

Erfahrungen in der Schule:
- Für die Schule musste er immer verfügbar sein.
- Wenn er nicht ständig auf sein Handy gesehen hat, konnte es sein, dass er wichtige Informationen verpasst.
- Als Schüler einer Pilotklasse mit Netbooks machte er die Erfahrung, nach 18 Uhr Mails von den Lehrern mit Informationen zu erhalten.
- Er erlebte von der Schule abhängig zu sein, weil er gezwungen war, die Aufgaben zu erledigen und nie von Schule frei sein zu können.
- Soziale Medien (Chat-Gruppen, Facebook) sind in der Schulzeit unverzichtbar, da darüber kommuniziert wird.

Das Hobby, der Fußball, war für Thomas manchmal noch zusätzliche Belastung:
- Er konnte sich keine Regenerationszeiten schaffen, weil er sein Hobby am Nachmittag hatte.
- Manchmal saß er lange an den Schulaufgaben, bis spätestens 23 Uhr, weil er diese nach dem Hobby noch erledigen musste.

Über das Leben seiner Eltern berichtet er, wie diese unter Leistungsdruck und Stress im Arbeitsleben stehen:
- Er berichtet, dass sein Vater, wenn er zu Hause ist, nur schlafe, müde und kaputt sowie dauerhaft gestresst sei, weil er beispielsweise ständig angerufen werde – auch im Urlaub.
- Er erlebt, dass sein Vater die Anforderungen des Arbeitslebens, die an ihn gestellt werden, nicht erfüllen könnte. Sein Vater könnte dann den Job nicht machen.

- Bei seiner Mutter erlebt er, wie sie gestresst und zermürbt nach Hause kommt, obwohl sie einen Halbtagsjob hat.

4.3 Thomas Aussagen zur Leistungsgesellschaft

Thomas erlebt die Leistungsgesellschaft und glaubt zu wissen, wie Burnout entsteht:
- Er erlebt die Gesellschaft als Leistungsgesellschaft, in der es Stress und Leistungsdruck gibt.
- Er denkt, dass in der Leistungsgesellschaft Druck entsteht, der zu Stress wird.

4.4 Thomas Aussagen zu den Medien und dem Einfluss der Medien

Thomas bekommt viel über die Medien zu Thema Burnout mit und hat sich selbst wieder erkannt:
- Er hat sich mit dem Thema Burnout befasst, weil es in den Medien immer mehr Top-Politiker und Menschen gab, die über ihr Burnout berichteten.
- Durch das Interview mit Ralf Rangnick hat er sich sofort wieder erkannt.
- Er hat auch eine ZDF-Sendung zum Thema Burnout gesehen.
- Er hatte ähnliche Erscheinungen und dachte, als er älter wurde, er war selbst ausgebrannt.

Thomas dachte, auch über einen kurzen Zeitraum an Burnout erkrankt zu sein, war jedoch durch die Medien verunsichert:
- Er hat Respekt vor dem Begriff.
- Er denkt, dass er mit einem Tag Burnout besser umgehen kann.
- Er denkt für sich selbst, dass eine Woche Burnout-Erleben sehr intensiv und schmerzhaft sein kann.
- Durch die Medien erlebte er, dass es keine kurzen Burnouts gibt, sondern dass die Leute den Job hinschmeißen oder von der Position zurück treten.
- Dieses Burnout-Erleben ist für ihn selbst eine ganz andere Dimension.

4.5 Thomas Aussagen zur Selbstüberforderung

Thomas erlebte sich selbst im Burnout und merkte, dass er sein Leben verändern muss:

- Er übergab sich jeden Morgen vor Schulbeginn, weil er nervös war und mit neuen Situationen nicht umgehen konnte.
- Zur Schule ist er in diesen Zeiten mit dem Bus gefahren, weil er dachte, er muss sich gleich übergeben.
- In der Schule sind seine Noten gefallen.
- Beim Fußball konnte er nicht mehr mithalten und er stand lustlos auf dem Platz.
- Er merkte, dass seine sozialen Kontakte verloren gingen.
- Er fühlte sich nutzlos und wollte sich nicht mehr nutzlos fühlen.

Er suchte sich Hilfe:
- Als er jünger war, fehlte ihm das Bewusstsein für Burnout, jedoch erlebte er, dass es ihm schlecht geht.
- Er war mehrfach beim Arzt und fragte ihn, ob er erkrankt sein könnte.
- Er erlebte, wie der Arzt nicht erkannte, dass er krank war, so dass er für sich schlussfolgerte, nicht krank zu sein.
- Er erlebte, in den Burnout-Phasen nicht viel Hilfe zu bekommen.

Thomas unternahm verschiedene Sachen, um sich selbst zu entlasten:
- Er machte Meditation und Yoga.
- Er stellte sich vor den Spiegel und sagte sich, wie toll und super er sich selbst findet.
- Er hatte eine Freundin, die ihm Kraft gegeben hat.
- Überkam ihn die Übelkeit, lernte er, dass er sich ablenken musste.
- Die Skiferien erlebte er als Erholung und konnte in der Zeit seinen Kopf frei bekommen.

5 Fragestellungszentrierte personengebundene Aussagen: Was wurde von Thomas über Burnout in der Jugend erfahren?

In diesem Abschnitt werden die personengebundenen Aussagen von Thomas mit den Forschungsfragen in Bezug gesetzt. An dieser Stelle wird die Perspektive gewechselt. Die Fragestellungen werden aus der Forschungsperspektive mit den Aussagen von Thomas beantwortet (vgl. Langer 2000: 63). Die angefügten wörtlichen Zitate in Kursiv stellen eine Ergänzung zu den Aussagen dar (vgl. Langer 2000: 134).

5.1 Gibt es Zusammenhänge von Burnout, Leistungsgesellschaft und Medien?

Als sich bei Thomas ein Gefühl von Nutzlosigkeit und Leere, sowie von „mentalen Schmerz" – wie er es nennt – ausbreitete, stellte sich bei ihm das Gefühl ein, selbst an Burnout erkrankt zu sein. Dieses Gefühl verfestigte und bestätigte sich durch die Berichte in den Medien. Das eigene Burnout-Erleben war bei Thomas sehr persönlich. Jedoch denkt er, dass andere Personen dieses Erleben nachempfinden können, weil sich bei der Erkrankung die gleichen Faktoren feststellen ließen. Die Faktoren sind für ihn: Sich ausgelaugt, leer und nutzlos zu fühlen; keine Ruhe zu finden; keine Lust und keinen Spaß mehr zu haben, sowie Schmerzen zu empfinden. *„…ich glaube…jede Person…hat für sich eine Vorstellung im Kopf. …egal wie komplex die Geschichte und wie komplex die Entstehung des Phänomens ist … kommen meistens dieselben Dinge heraus."*

Der von Thomas empfundene Leistungsdruck und Stress in der Schule führte bei ihm und seiner Meinung nach zu einem Burnout. *„Also ich glaube, ich hatte oft Vorstufen von Burnout und einmal richtig Burnout."*

Hinzu kam der Druck durch das Elternhaus, gute Noten schreiben zu müssen sowie seinem Hobby, dem Fußball, da freie Zeiten und Regeneration fehlten. Für Thomas spielte es eine Rolle, wie er mit dem Stress und dem Druck umging. *„Es kam auch immer auf mich selber … an. Wie ich die Sachen angegangen bin. Also wenn ich mir mehr Zeit gelassen hatte und wenn ich gesagt habe, ich muss irgendwo hin und brauch' 'ne halbe Stunde und plan dann so für mich selbst vierzig Minuten ein, dann bin ich am Ende viel entspannter und bin dann auch in der Situation selbst entspannter. …wenn ich mich aber irgendwie ablenken konnte, dann war mir weder übel noch … hab ich mich schlecht gefühlt."*

5.2 Welche Einflüsse wirken auf den Jugendlichen und begünstigen damit möglicherweise die Entstehung von Burnout?

Bei Thomas führten der Erwartungsdruck der Eltern und der Leistungsdruck in der Schule dazu, dass er sich unter Druck gesetzt fühlte und sich dann selbst unter Druck setzte, weil er andere Menschen sofort von sich überzeugen wollte. Zudem übertrug er den Druck auf sein Hobby, den Fußball.

Die Erwartungen der Eltern, der Lehrer und der Mitschüler lösten bei ihm aus, sich zum Perfektionist entwickeln zu wollen. Er empfand, dass alle von ihm erwarteten, dass er gute Noten schreibt. „*Ich hatte mir selbst einen sehr, sehr hohen Erwartungsdruck bei allen Dingen gesetzt, dadurch, dass ich von meinen Eltern und von eben dann auch von meinem Umfeld immer das eingeschleust bekommen habe, du musst der Beste sein in allem. Und gerade wenn's um Schule ging. Ich hatte einen enormen Leistungsdruck, mit dem ich einfach nicht klar gekommen bin, ob das eben Schule … war oder ob beim Fußball oder bei anderen Dingen…. Es ging immer darum für mich, ich muss irgendwas erfüllen, obwohl das keiner richtig wirklich erwartet hat von mir. Also in der Schule war's dann schon so, dass meine Eltern gute Noten sehen wollten und in Folge dessen hab ich halt mir selbst diesen Druck immer höher und immer höher und immer höher gesetzt und* (ich) *war schon so in Richtung ‚perfektionistische Veranlagungen' und die kann man natürlich nicht erfüllen und ich glaube, daher kam das bei mir das ich mich, ich hab mich dann selber so unter Stress gesetzt, mir selber … gedanklich so viel Stress erzeugt, dass ich damit nicht mehr klar gekommen bin."*

Den sozialen Medien wie WhatsApp-Gruppen und Facebook konnte Thomas sich nicht entziehen, da wichtige Informationen darüber ausgetauscht wurden. Zudem machte er die Erfahrung, dass auch Lehrer noch nach 18 Uhr wichtige Informationen per Mail versendeten. „*…ich als Schüler, ich hatte genauso einen bestimmten Zeitablauf und auf eine gewisse Weise musste man immer verfügbar sein, dass hatte aber … nicht so viel mit Schule zu tun sondern ich glaube, das hat viel … mit den neuen Medien und mit diesen ganzen sozialen Verknüpfungen, Facebook, WhatsApp und so weiter* (zu tun). *Es ist schwer, sich dem zu entziehen, wenn es um sowas geht wie…diese Schulgruppen, Klassengruppen, wo* (man sich) *dann eben über Hausaufgaben…*(austauscht). *…Und wenn man dann eben nicht mal aufs Handy guckt, dann kann es gut sein, dass man was verpasst. Oder ich hatte einen Lehrer, der hat Emails geschickt mit wichtigen Informationen. Ob man sie jetzt auf dem PC oder dem Handy abruft, das ist in dem Fall egal, aber trotzdem kann es dann sein, wenn man mal eine Stunde nicht drauf guckt, dass man eine wichtige Information verpasst, wenn man das Handy schon um 20 Uhr abschaltet."*

Das Hobby führte bei Thomas dazu, noch länger mit den Aufgaben der Schule beschäftigt sein zu müssen.

Thomas erlebte in seinem Elternhaus, wie seine Eltern dem Leistungsdruck und Stress im Arbeitsleben ausgeliefert sind. Er sah für sich Parallelen, selbst auch immer verfügbar sein zu müssen.

5.3 Ist Burnout Mainstream und wenn ja, wie wirkt der Mainstream auf den Jugendlichen?

Die Darstellungen in den Medien zum Thema Burnout nahmen Einfluss auf Thomas, besonders als er älter wurde und sich mehr mit den Medien und deren Aussagen, Reportagen usw. beschäftigte. *„Ich hab mich nicht sofort wieder erkannt, weil ich gerade in dem Moment als er* (Ralf Rangnick) *zurück getreten ist … nicht in so einer Phase war und erst, als dann die nächste Phase kam, bin ich irgendwie … auf dieses Interview zurückgekommen. …ich glaube auch, dass …* (es) *dann wieder bei ZDF so 'ne Extrasendung zum Burnout gab … dann wurden eben mit mehreren Beteiligten gesprochen und da war auch eben das Beispiel Ralf Rangnick wieder dabei und dann bin ich auf dieses Interview zurück gekommen und hab dann gemerkt … das könnte bei mir auch sein, dass seh' ich bei mir so, die ähnlichen Erscheinungen. …das war auch so 'ne Erkenntnis, die mit der Zeit gewachsen ist. Also anfangs hab ich nur gedacht, oh, ok, ist 'n Burnout und ich glaube, als ich erst so 16, 17, 18* (Jahre alt) *war, hab ich das im Nachhinein wirklich selber so gesagt, ok, das könnte sowas wie'n Burnout gewesen sein, dass ich gesagt habe, ok, da war ich wirklich ausgebrannt, von mir aus. Also das war wirklich ein Prozess, der dann auch über Jahre wirklich dann ging."*

In einigen Situationen war Thomas von den Aussagen der Medien sehr verunsichert. Er schlussfolgerte für sich – durch diese (Mehrheits-)[15]Meinung der Medien – in kürzeren Phasen des eigenen Burnout-Erlebens nicht an Burnout erkrankt zu sein. Er verband mit der Erkrankung Burnout, dass derjenige, der erkrankt ist, von seiner Position zurück tritt oder seinen Job hinschmeißt. Er empfand dies jedoch nicht für sich selbst.
Durch diese Meinung empfand Thomas einen großen Respekt vor dem Begriff Burnout und mochte diese Diagnose in der Folge nicht leichtfertig für sich selbst und sein Krankheitserleben verwenden.
Auf der anderen Seite war er durch die Berichte in den Medien in der Lage, seine Situation zu reflektieren und zu hinterfragen und kam durch diese Berichte zu der Erkenntnis, selbst an Burnout erkrankt zu sein.

5.4 Welche Bedeutung haben die Ergebnisse für das Pflegemanagement?

Thomas, der von sich glaubt, in der Jugend an Burnout erkrankt gewesen zu sein, fühlte sich nutzlos und wollte sich nicht mehr nutzlos fühlen. Er stellte fest, dass

---

[15] Anm. d. Verf.

sich seine sozialen Kontakte von ihm entfernten und er lustlos auf dem Fußballplatz stand.

Zu Hause übergab er sich jeden Morgen, bevor er in die Schule ging. Er stellte sein Leben darauf ein, indem er morgens mit dem Bus zu Schule fuhr, weil er Angst davor hatte, dass er sich übergeben musste. *"…und das ging dann soweit, dass ich schlussendlich soweit war, dass ich vor jeder neuen Erfahrung … ich (mich) vor jedem Schultag … morgens übergeben habe, weil ich so nervös war und nicht mit der Situation klar kam, dass ich irgendwie was neues habe. Also ich hatte mal das Betriebspraktikum, das war in der neunten Klasse, da musste ich in die Innenstadt immer fahren und ich konnte nicht mit dem Bus fahren, weil mir so schlecht war, weil ich immer dachte, ich muss mich gleich übergeben."*

In der Zeit, in der Thomas bis um 23 Uhr an den Hausaufgaben saß oder nach 18 Uhr Mails von den Lehrern erhielt, fühlte er sich abhängig von der Schule. Er fühlte für sich selbst, immer für die Schule verfügbar sein zu müssen. Durch dieses Gefühl der Abhängigkeit erlebte Thomas Druck und Stress. Bei ihm stellten sich daraufhin somatische Beschwerden ein wie: Kopfschmerzen, Übelkeit und Erbrechen.

Während der Erkrankung ging er mehrfach zum Arzt und fragte diesen, ob er an Burnout erkrankt sein könnte. Er erlebte, wie der Arzt nicht ausspracht, dass er krank war, so dass er für sich selbst schlussfolgerte, nicht krank zu sein. *"Als Kind … hatte man nicht so das Bewusstsein, finde ich dafür (Burnout), oder ich hatte das Bewusstsein nicht dafür, dass das möglicherweise auch bei mir zutreffenden könnte. Weil ich immer gedacht habe, so als Kind, wenn der Arzt nichts sagt, dass du nicht krank bist, bist du nicht krank."*

Zudem erlebte er, in den Phasen der Erkrankung nicht viel Hilfe zu bekommen. Mit der Zeit erfuhr er, sich selbst helfen zu müssen. So lernte er beispielsweise, dass er sich ablenken müsse, sobald ihn die Übelkeit überkam. Die Skiferien nahm er als Entlastung wahr, in denen er sich erholen und den Kopf frei bekommen konnte.

6   Diskussion und Fazit

Burnout ist eine Krankheit.

Die Studienergebnisse lassen nach der Beantwortung der Forschungsfragen von Thomas nur diesen Schluss zu. Denn: „Die Gesundheit ist ein Zustand des vollständigen körperlichen, geistigen und sozialen Wohlergehens und nicht nur das Fehlen von Krankheit oder Gebrechen." (O.V. 2014: 1). So steht es in der übersetzten Verfassung der Weltgesundheitsorganisation (WHO) mit Stand 08. Mai 2014.

Dass sich Thomas in den Phasen seines Burnouts wohl eher nicht in einem Zustand des vollständigen körperlichen, geistigen und sozialen Wohlergehens befand, dürfte unumstritten sein. Doch gerade die WHO will derzeit die Beschwerden von Burnout keiner Krankheit zuordnen und damit keine offizielle Krankheitsdiagnose einführen (vgl. Maier et al. 2012: 5).
Nachzuvollziehen ist diese Haltung aus der Perspektive der Autorin und aus der Perspektive der Erkrankten nicht (vgl. Hillert, Marwitz 2006: 156; Jaggi 2008: 11). Die Deutschen Gesellschaft für Psychiatrie, Psychotherapie und Nervenheilkunde (DGPPN) mahnt nicht umsonst einen dringenden Bedarf an exakt epidemiologischer Forschung zu psychosozialen Problemen und deren Folgen an (vgl. Maier et al. 2012: 8).

Ziel der Studie war eigentlich, zunächst einmal herauszufinden, was Burnout aus der Sicht eines Jugendlichen ist. Das Thomas darüber hinaus über sein eigenes Burnout-Erleben berichtet, war ein positiver Nebeneffekt, der natürlich bei der Auswertung der Ergebnisse berücksichtig wurde. Was bedeuten daher die Ergebnisse dieser Studie?

6.1 Burnout und die Folgen

Thomas erzählte, dass er sich ausgebrannt gefühlt hat. So hat er es erlebt. Hillert und Marwitz schreiben, dass die Bilder vom Ausbrennen nur bedingt kompatibel seien, da es sich beim Verbrennen um einen Prozess in eine Richtung handeln würde. „Verbrennen ist unter Normalbedingungen eben nicht reversibel oder umkehrbar – mit dezidiert fatalem Ausgang angelegt, der im menschlichen Gehirn unter physiologischen, mit dem Leben zu vereinbarenden Bedingungen so nicht vorkommt." (Hillert, Marwitz 2006: 32 f.) Was die Autoren im Bild des Verbrennens offenbar außer Acht lassen: Wird nicht gerade aus verbrannter Erde fruchtbarer Boden? Um beim Bild von beispielsweise vulkanischer Asche zu bleiben, die bekanntermaßen zunächst eine zerstörte Landschaft hinterlässt: Gerade in diesen Gegenden siedeln sich immer wieder Menschen an und erfreuen sich guter Ernten durch den fruchtbaren Boden (vgl. O.V. 2016: wasistwas.de). Thomas hat ähnliches berichtet. Als er merkte, dass er sich nutzlos fühlte und sich einfach nicht mehr so fühlen wollte, suchte er nach Hilfe und – als er diese nicht erhielt – nach Wegen, sich selbst zu helfen. Man könnte sagen, dass die Burnout-Erkrankung Thomas zu sich selbst brachte. Er lernte zu differenzieren, sich selbst zu lieben und auf sich zu achten. Um zum Bild des Verbrennens zurück zu kehren: Bei Thomas brachte das Burnout tatsächlich neue Frucht hervor, mit der er wachsen konnte. Für Thomas war schlussfolgernd das Erkennen von Burnout bei sich selbst nicht endgültig. Ganz im Gegenteil.

Thomas erzählte auch, dass er glaubt, dass jeder Mensch ein eigenes Bild von Burnout im Kopf hat und dass, egal wie komplex diese Bild wäre, am Ende die gleichen Faktoren herauskommen würden. Hillert und Marwitz beschreiben dies in ihrem Buch und bitten den Leser, sich dem Begriff „Burnout" metaphorisch zu nähern (vgl. Hillert, Marwitz 2006: 31 f.). Interessanterweise geht Thomas in seinen Gedanken weiter und hat nicht nur für sich ein klares Bild von Burnout im Kopf (wie es Hillert und Marwitz beschreiben), sondern glaubt, dass es egal ist, wie dieses (innere)[16] Bild aussieht, weil am Ende „dieselben Dinge heraus" kommen würden.

Auf die Frage, die sich im Verlauf dieser Arbeit immer wieder stellte: *Wenn jeder Mensch ein eigenes Bild von Burnout hat, welches von ihm geprägt ist, warum braucht es dann Kriterien, die Burnout in eine Schublade pressen wollen, in die es offenbar nicht zu passen scheint?* konnte die Autorin keine Antworten finden. Leider auch nicht in der zahlreichen Fachliteratur, die zu diesem Thema gelesen wurde. Das Burnout-Phänomen dreht sich im Kreis. Burnout ist komplex und nicht zu klassifizieren. Kann ein Syndrom nicht klassifiziert werden, fehlen die Diagnosekriterien (mit einheitlicher Beschreibung von Ursache, Symptomatik und Verlauf). Fehlen diese Diagnosekriterien, fehlt die Krankheit.

Sicherlich stellen Hillert und Marwitz richtigerweise fest, dass Diagnosen kein Selbstzweck sein sollten. Diagnosen machen dann Sinn, wenn sich daraus Konsequenzen für die Behandlung ableiten lassen (vgl. Hillert, Marwitz 2006: 156 f.). Die Folgen der fehlenden Diagnose beschreibt Thomas durch sein eigenes Erleben ganz pragmatisch: „*Wenn der Arzt nichts sagt, dass du nicht krank bist, bist du nicht krank.*" Er fühlte sich nicht anerkannt, in seinem Krankheitserleben. Folglich machte er weiter wie bisher. Und als es nicht mehr für ihn so weiter ging, weil er somatische Beschwerden bekam, fing er an, sich selbst zu helfen. Er suchte in den Medien nach Lösungen. Diese probierte er aus. Mal mehr, mal weniger erfolgreich. Sein Glück war es wohl, dass seine Eltern mit ihm jedes Jahr in die

---

[16] Anm. d. Verf.

Skiferien fuhren. In diesen bekam er den Kopf frei und konnte regenerieren. Der Arzt jedoch, so erzählte es Thomas, stellte keine Diagnose. Was könnte eine gesellschaftliche Folge daraus sein?

Die Zunahme von Burnout kann dann nur noch geahnt werden. In zahlreichen Studien wurde und wird festgestellt, dass die Krankschreibungen und Frühberentungen als Folge psychischer Störungen weiter ansteigen (vgl. Maier et al. 2012: 3 ff.). Dies bestätigen auch Hillert und Marwitz. Stressfolgen sind teuer. Kosten aufgrund von psychosozialer Überlastung gehen in Deutschland jährlich in den mehrstelligen Milliarden-Euro-Bereich (Jaggi 2008: 16). Kommen dann die Jugendlichen wie Thomas hinzu, kollabiert dann unser (Gesellschafts-)System? Und macht es einen Unterschied, mit welcher Diagnose ein Burnout-Erkrankter krank bzw. arbeits- oder schulunfähig geschrieben wird? Welchen Unterschied macht es, wenn auf dem Attest eine eigene ICD-Verschlüsselung der Diagnose Burnout oder die ICD-10-Krankheitsverschlüsselung mit der Anhangsziffer Z 73.0 steht? Diese weiteren Fragestellungen können in dieser Arbeit nicht abschließend verwertet und beantwortet werden. Wichtig ist jedoch, diese Fragen im Zusammenhang mit Burnout zu stellen. Gerade weil Hillert und Marwitz behaupten, den Erkrankten gehe es um „…finanzielle Absicherung bis zum letzten Atemzug." (Hillert, Marwitz 2006: 175). Ihre Gedanken scheinen auf den ersten Blick abstrus und unfair gegenüber den Erkrankten. Sie schreiben, dass aus der akademischen Sicht die Sache klar wäre: Burnout ist keine Krankheit und keine Diagnose, eher ein Modell, um Arbeitsbelastung abzubilden. Aus der Sicht der Erkrankten wäre die Sache ebenfalls klar: Burnout ist keine seelische Erkrankung, jedoch wie eine Krankheit zu verstehen (vgl. Hillert, Marwitz 2006: 175 f).

Die entscheidende Frage wäre möglicherweise: Welchen Unterschied macht es, welcher der beiden Blickwinkel der Richtige ist? Am Ende steht ein Erkrankter, der eine Diagnose bekommt. Ganz gleich welche – er wird, rein aus finanzieller Sicht, vom sozialen System aufgefangen werden. Auf der anderen Seite erscheint eine Diskussion über Kosten notwendig. Gerade in der heutigen Zeit, in der die Kosten im Gesundheitssystem zu explodieren scheinen. Aber hätte die Kostendiskussion wirklich eine Auswirkung? Und warum wird eine Kostendiskussion gerade bei Burnout in den Fokus gerückt, wenn es doch zunächst um Anerkennung einer Krankheit und um Behandlungserfolge gehen sollte? Auch diese Fragen können an dieser Stelle nicht beantwortet werden.

6.2 Burnout und die Medien

Die Medien, oder auch der Mainstream stellen gerade bei Burnout Fluch und Segen zugleich dar. Thomas fand den Schlüssel zu sich selbst im Fußballprofi Ralf Rangnick, der von sich berichtete, zu nichts Lust mehr gehabt zu haben. Thomas erkannte sich. In der Folge beschäftigte er sich näher mit Burnout. Dies war für ihn ein Segen, denn endlich konnte er herausfinden, was mit ihm los war. Wahrscheinlich wurde er in seiner Meinungsbildung nicht von der Fachliteratur geprägt, sondern er bediente sich – wie es jeder Jugendliche macht – der riesigen Informationsquelle „Internet". Dass er dort eher einem Mainstream folgte, liegt in der Natur der Sache. Doch übernahm Thomas diese Ansichten für sich selbst?

Martenstein beantwortet die Frage auf die Allgemeinheit bezogen mit Bolz, der als Medientheoretiker glaubt, „....dass die meisten Leute die Ansichten übernehmen, von denen sie glauben, dass die meisten anderen Leute sie auch haben. Darüber, welche Meinung gerade die allgemein übliche ist, informieren die Massenmedien." (Martenstein 2011). Weiter schreibt er, dass die „Meinungsmacher" jedoch auch nur Menschen sind und dazu tendieren, die Meinung anderer Meinungsmacher zu übernehmen, weil sie ihren eigenen Augen nicht trauen (vgl. Martenstein 2011). Die Masse der Online-Ergebnisse zum Thema Burnout lässt eigentlich keinen anderen Schluss zu: Auch auf Thomas wird der Mainstream gewirkt haben. Welche möglicherweise negativen Einflüsse diese Informationen auf die Studienergebnisse bei Thomas hatten, kann abschließend nicht festgestellt werden. Jedoch schließt sich an dieser Stelle der Kreis. Burnout ist ein Mainstream-Thema.

6.3 Burnout und die Gesellschaft

Der Leitsatz unserer Gesellschaft *„Yes, we can!"* hat durch das Persönliche Gespräch auf eine ganz besonders paradoxe Weise deutlich gemacht, unter welchen Einflüssen die Jugend heranwächst und geprägt wird. Thomas selbst stellte sich vor den Spiegel und sagte zu sich: *„Hey, du bist toll, du bist super und so weiter, es geht voran und so."!*

Offenbar stellt dieser oben genannte Satz eines bekannten Politikers unser Wertesystem von heute dar, wie kaum ein anderer. Zumindest ist davon auszugehen, dass dieser Satz ganze Generationen geprägt hat. Und möglicherweise noch weiter prägt. Frei nach dem Motto: Wir können alles schaffen, wir können über unsere eigenen Grenzen hinaus uns selbst verwirklichen. Dabei fühlen wir uns frei, wie keine Generation vor uns. Han schreibt, wir stellen von sollen auf *können*[17]

---

[17] Herv. d. Verf.

um. Wir können unsere Produktivität und unsere Leistung steigern (vgl. Han 2010: 20 f).

Die Mythologie des Prometheus kann nach Han zu einer Szene von heute umgedeutet werden. Der Mensch, der Leistung vollbringt, führt mit sich selbst Krieg. Er wähnt sich in Freiheit und ist in Wirklichkeit gefesselt wie Prometheus. Der Adler, der die Leber frisst, stellt den inneren Krieg mit sich selbst dar. Er versinnbildlicht die Selbstausbeutung. Der Schmerz der zerfressenen Leber ist die Müdigkeit. Prometheus, der von Müdigkeit erfasst wird, ist die Urfigur der Müdigkeitsgesellschaft (vgl. Han 2010: 5).

7 Forschungsausblick

Die Arbeit als Pretest sollte zunächst den Umgang und die Handhabbarkeit des Instrumentes üben und überprüfen. Es hat sich gezeigt, dass das Persönliche Gespräch nach Langer für eine qualitative Erhebung zum Thema: „Burnout in der Jugend?" geeignet ist. Nach dem Gespräch, im Gesprächsausklang, wurde deutlich, wie sehr sich Thomas ernst genommen fühlte. Er bedankte sich mehrfach bei der Autorin und gab an, darüber froh zu sein, endlich einmal so ernsthaft über sein Erlebtes berichten zu können. Zu keiner Zeit zuvor hätte er sich, wenn er über sein Burnout-Erleben berichtete, so angenommen gefühlt. Diese verstehende Resonanz, also eine Person in die innere Welt zu begleiten, dieser Person mit ihren Werten, Haltungen, Gefühlen innerlich nahe zu sein, beschreibt auch Langer als ein zentrales Anliegen des Persönlichen Gespräches (vgl. Langer 2000: 46). In der Offenheit des Gespräches konnte Thomas alles erzählen, was ihm zum Thema Burnout einfiel.

Es zeigte sich auch, dass Thomas zu jeder Zeit die Fragestellung verstand und umfassend antworten konnte. Die Autorin konnte für sich feststellen, dass sie das Interview zukünftig entsprechend durchführen kann. Die im Interview gestellten Fragen führten zu jeder Zeit zu entsprechenden Antworten, die das Thema betrafen.

Durch die Transkription der Autorin wurde jedoch auch deutlich, dass einige begleitenden Fragen im Interview zu sehr geschlossen gestellt wurden. Aus diesem Grund wird die Autorin für die Diplomarbeit einen Leitfaden mit ausformulierten Fragen erstellen. Allein Stichpunkte zu notieren birgt die Gefahr, die Fragen nicht offen genug zu stellen.

Für die Autorin bleibt es ein zentrales Anliegen, gerade beim Thema Burnout in der Jugend, nicht nur über Jugendliche zu berichten, sondern mit ihnen ins Gespräch zu kommen und *Burnout* wissenschaftlich verwertbar zu beforschen. Gerade die zahlreichen Fragen, die sich im Rahmen dieser Studie gestellt haben und die im Teil der Arbeit „Diskussion und Fazit" benannt werden, lohnen weitere Forschungsblicke.

8 Quellenverzeichnis

Flick, Uwe (2014): Qualitative Sozialforschung: Eine Einführung. 6. Auflage, Reinbek bei Hamburg: Rowohlt

Flick, Uwe; von Kardorff, Ernst; Steinke, Ines (2015): Qualitative Forschung: Ein Handbuch. 11. Auflage, Reinbek bei Hamburg: Rowohlt

Han, Byung-Chul (2015): Müdigkeitsgesellschaft. 11. Auflage, Berlin: Matthes & Seitz

Hillert, Andreas; Marwitz, Michael (2006): Die Burnout Epidemie oder Brennt die Leistungsgesellschaft aus? München: C.H. Beck

Jaggi, Ferdinand (2008): Burnout – praxisnah. Stuttgart: Thieme

Kerstan, Thomas (2015): Shell-Jugendstudie: Das wird die Generation R. Interview mit Klaus Hurrelmann. Online im Internet: URL: http://www.zeit.de/2015/42/shell-studie-jugend-generation (04.02.2017)

Langer, Inghard (2000): Das Persönliche Gespräch als Weg in der psychologischen Forschung. Köln: GwG-Verlag

Liebig, Stefan; Gebel, Tobias; Grenzer, Matthis; Kreusch, Julia; Schuster, Heidi; Tscherwinka, Ralf; Watteler, Oliver; Witzel, Andreas (2014): RatSWD Working Paper Series 238: Datenschutzrechtliche Anforderungen bei der Generierung und Archivierung qualitativer Interviewdaten. Online im Internet: URL: https://www.ratswd.de/dl/RatSWD_WP_238.pdf (01.07.2016)

Martenstein, Harald (2012): Mainstream: Der Sog der Masse. Online im Internet: URL: http://www.zeit.de/2011/46/DOS-Mainstream (04.02.2017)

Maier, Wolfgang; Berger, M.; Linden, M.; Schramm, E.; Hillert, A.; Voderholzer, U. (2012): Positionspapier der Deutschen Gesellschaft für Psychiatrie, Psychotherapie und Nervenheilkunde (DGPPN) zum Thema Burnout. Online im Internet:
URL:https://www.dgppn.de/fileadmin/user_upload/_medien/download/pdf/stellung nahmen/2012/stn-2012-03-07-burnout.pdf (01.07.2016)

Mayer, Hanna (2011): Empirische Studie: Von der Frage zum Ergebnis: Der Forschungsprozess – Studienanleitung – 2. Auflage, Hamburg: Studienbrief der Hamburger Fern-Hochschule

O.V. (2014): Verfassung der Weltgesundheitsorganisation. Übersetzung. Online im Internet: URL: https://www.admin.ch/opc/de/classified-compilation/19460131/201405080000/0.810.1.pdf (01.04.2017)

O.V. (2016): Wieso kann Lava alles fruchtbar machen? Online im Internet: URL: http://www.wasistwas.de/archiv-wissenschaft-details/wieso-kann-lava-alles-fruchtbar-machen.html (01.04.2017)

O.V. (2017): Dictionary.de: Online im Internet: URL: https://en-de.dict.cc/?s=Mainstream (04.02.2017)

Schulte-Markwort, Michael (2015): Wie das Prinzip Leistung unsere Kinder überfordert. München: Pattloch

Vorsamer, Barbara (2016): Sinus-Studie 2016: Alle wollen Mainstream sein. Süddeutsche Zeitung. Online im Internet:
URL: http://www.sueddeutsche.de/leben/sinus-studie-alle-wollen-mainstream-sein-1.2967488 (04.02.2017)

Ziegler, Wolfgang (2015): Stress-Studie 2015: Burn-out im Kinderzimmer: Wie gestresst sind Kinder und Jugendliche in Deutschland? Online im Internet: URL: http://kinderförderung.bepanthen.de/static/documents/03_Abstract_Ziegler.pdf (04.02.2017)

BEI GRIN MACHT SICH IHR WISSEN BEZAHLT

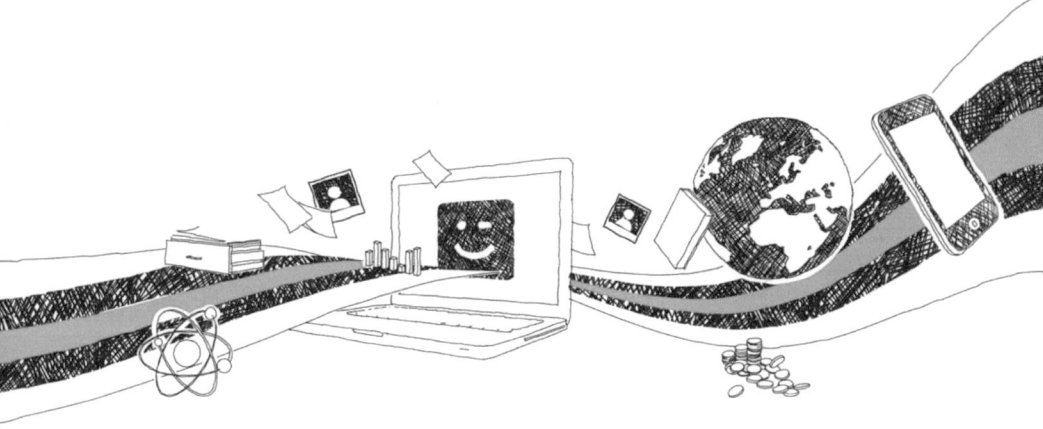

- Wir veröffentlichen Ihre Hausarbeit, Bachelor- und Masterarbeit

- Ihr eigenes eBook und Buch - weltweit in allen wichtigen Shops

- Verdienen Sie an jedem Verkauf

Jetzt bei www.GRIN.com hochladen und kostenlos publizieren

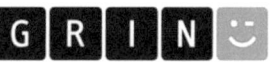